AF370234

DE L'EMPIRISME

LETTRE A M. LE Dr SALES GIRONS

A L'OCCASION DES CONFÉRENCES

DE

M. LE PROFESSEUR TROUSSEAU.

PAR LE DOCTEUR **P. V. RENOUARD**.

PARIS

J. B. BAILLIÈRE ET FILS

LIBRAIRES DE L'ACADEMIE IMPERIALE DE MÉDECINE
19, Rue Hautefeuille
1863

DE L'EMPIRISME

LETTRE A M. LE D'. SALES GIRONS

A L'OCCASION DES CONFÉRENCES

DE

M. le professeur TROUSSEAU.

Très honoré et cher confrère,

Vers le commencement du mois de mai dernier, tandis que vous étiez à l'Établissement thermal de Pierrefonds, tout occupé de recueillir des observations sur les heureux effets des liquides poudroyés dans les maladies des voies respiratoires, une affiche apposée sur les murs de l'École de médecine et dans tous les quartiers de la capitale annonçait que des *Conférences sur l'Empirisme* seraient faites par M. le professeur Trousseau dans le grand amphithéâtre de cette École, les dimanches 18 et 25 du mois.

Cette affiche s'adressait particulièrement aux ouvriers qui suivent les cours de l'Association Polytechnique; mais ce ne fut point parmi eux qu'elle causa de l'émotion, ce fut surtout dans le monde médical. Des conférences sur l'Empirisme par un de nos plus célèbres professeurs, par un orateur qui ne manque ni d'initiative, ni de franc parler, quelle nouveauté! Qu'allait-il dire d'intéressant, d'inattendu, sur

un sujet qu'on croit épuisé et qu'on dédaigne généralement
d'étudier ?

Dès longtemps avant l'heure de la leçon, le grand amphithéâtre et les couloirs qui y conduisent regorgeaient de cu-
rieux, et la cour qui les précède s'emplissait elle-même de
retardataires fort désappointés. Je fus de ces derniers, et je
reconnus, dans la foule, plusieurs de mes confrères. Forcé
de renoncer au plaisir d'entendre l'orateur, je me retirai
tout consolé par l'espérance que ses paroles ne resteraient
pas enfermées dans l'enceinte où elles allaient être pronon-
cées; mais qu'elles seraient répétées infailliblement par la
voix de la presse; ce qui me permettrait de les méditer tout
à loisir. Ce que j'avais prévu n'a pas tardé à s'effectuer; et je
viens vous offrir aujourd'hui le résultat de mes méditations,
à vous qui, jeune encore, avez déjà vieilli dans les discus-
sions de doctrine.

La première conférence m'a satisfait à peu près d'un bout
à l'autre. Dès le commencement, l'orateur, après avoir dé-
fini le mot *empirisme* et avoir prévenu son auditoire contre
le sens détourné, abusif, que le vulgaire en général et
beaucoup de médecins attachent à ce mot, l'orateur, dis-je,
déclare nettement qu'il est empirique, qu'il tient à honneur
de l'être et que par ce motif il prend la défense de l'empirisme.

Il n'y a pas seulement de la franchise dans une telle décla-
ration faite devant un pareil auditoire; il y a encore du cou-
rage, l'on en conviendra avec moi, si l'on songe à la mauvaise acception de ce mot, qui est la plus usitée. En effet,
dans la pensée de beaucoup de gens, un empirique n'est pas
autre chose qu'un médecin sans instruction, un débitant de
panacées, de remèdes secrets, un charlatan.

A ce propos, j'ai une petite anecdote à vous raconter : Je
causais un jour avec le rédacteur en chef d'un de nos jour-
naux de médecine les plus estimés, homme de science et
de conviction. Nous avions décoché l'un et l'autre quelques
arguments, lui contre l'empirisme, moi en faveur de cette

doctrine, lorsque, voulant en finir, mon interlocuteur s'écria :
« Mais, cher confrère, quel est le médecin qui se respecte,
qui oserait se dire empirique ? » — Aujourd'hui, le cher
confrère n'aurait plus lieu de pousser une telle exclamation.
Il y serait d'autant moins autorisé que déjà la doctrine empirique avait fait son entrée dans l'Académie impériale de
médecine, assez honorablement, sous les auspices de
MM. les docteurs Gibert et Joly, quelques années avant que
M. Trousseau la proclamât du haut d'une chaire de la Faculté. En effet, à la suite d'un rapport de M. Gibert,
favorable à l'empirisme, une discussion brillante s'était
élevée entre M. Bouillaud et le rapporteur, et après plusieurs séances, elle avait été close par l'adoption des con-
clusions du rapport (*Bulletin de l'Académie*, tome XXVII,
séance du 16 août 1859).

M. Trousseau démontre d'abord, par une foule d'exemples,
comment des faits observés par hasard ont conduit l'homme,
au moyen d'un raisonnement simple, naturel, instinctif, à
la découverte des premières règles de l'art de guérir.

« Je ne sais, dit-il, quel empirique hasardeux a donné le
premier, à prendre à l'intérieur, des éponges calcinées con-
verties en poussière, à un individu atteint de goître et le
goître a guéri ! Du hasard, rien que du hasard.

« De jeunes fille pâles ont bu de l'eau d'une fontaine coulant au milieu de sables métalliques qui contenaient des
parcelles de fer, et elles ont été guéries, rappelées à la couleur de la jeunesse. Le hasard a montré les propriétés du
fer dans cette maladie des jeunes filles, *les pâles couleurs*,
le hasard et rien de plus.

« Des ouvriers atteints des maladies de la peau ont sublimé
du soufre, et les maladies de la peau furent guéries. On a
appris de cette façon que le soufre était utile dans les maladies de la peau.

« Jusqu'à présent, pas ou peu d'intelligence de la part de
l'homme ; il est conduit fatalement à la conclusion. Les faits
se présentent à lui si gros, si évidents qu'il ne peut les re-

jeter sans fermer les yeux ; il les accepte malgré lui. Puis ces faits recueillis, réunis par l'un, par l'autre, comme sur les tablettes d'Épidaure, se transmettent à la postérité.

« Sur les colonnes du temple on voyait écrit : Tel remède guérit telle maladie. Là, on venait apprendre la médecine des secrets, la médecine des recettes. C'était encore de l'empirisme bien brut, bien triste sans doute, bien indigne, à côté de la médecine à laquelle on est arrivé aujourd'hui : c'était l'empirisme simple, élémentaire. »

Après avoir ainsi décrit la période primitive de l'empirisme, M. Trousseau passe à une seconde période, qu'il nomme période d'induction ; et il fait voir, par quelques exemples familiers, comment l'intelligence de l'homme a pu s'élever de ces notions élémentaires, en raisonnant toujours d'après l'expérience, sans le secours d'aucune théorie physio-pathologique, aux règles les plus compliquées de l'art de guérir.

Voici un des exemples qu'il cite : « L'éponge guérit le goître. En 1821, un chimiste, M. Courtois, découvre l'iode dans l'éponge : Est-ce l'iode qui guérit le goître ? — On essaie dans la mesure où l'on doit essayer, et l'on guérit le goître avec les préparations d'iode.

« Mais le goître est une tumeur : Est-ce que d'autres tumeurs obéiraient aussi à l'action de l'iode ? — On essaie, et l'on guérit aussi les tumeurs glandulaires.

« Mais voici une maladie fatale qui nous a été rapportée, dit-on, par les compagnons de Christophe Colomb, maladie qui rend les os malades. Essayons donc dans les tumeurs osseuses qu'on rencontre dans cette maladie. Et l'on donne pour ces tumeurs osseuses ce même iode que l'on donnait pour le goître et les engorgements glandulaires. On a ainsi fait une conquête immense en thérapeutique ; et, aujourd'hui, on arrive à guérir ce qu'on guérissait moins bien autrefois.

« Vous voyez que ce n'est plus seulement l'empirisme du hasard qui intervient ici ; vous voyez que c'est le médecin avec toute son intelligence qui agit. Ainsi, le champ de l'empirisme s'est agrandi ; et si vous multipliez ces essais, ces expérimentations, l'horizon va s'étendre encore, et la médecine ira grandissant avec les âges. »

Après cette excursion rapide, l'orateur dans la seconde période de l'empirisme, période durant laquelle l'esprit humain ne procède plus seulement au hasard ou instinctivement, mais d'après des règles parfaitement co-ordonnées et fondées sur les principes de la plus saine philosophie ; excursion qui fait pressentir et qui nécessite un développement réservé sans doute pour une autre conférence, l'orateur revient à la période primitive ou d'instinct.

Il dit quelques mots touchant le droit que nous avons d'expérimenter sur les malades, droit qui n'est pas illimité, tant s'en faut, mais qui, dans certaines occurrences, devient un devoir impérieux.

Ici, le professeur, sortant du cadre médical pour y rentrer mieux compris de son auditoire, parle de la manière empirique dont se sont formés tous les arts mécaniques et plastiques, ainsi que les langues elles-mêmes :

« Voyez, s'écrie-t-il, voyez, Messieurs si vous voulez remonter un peu, notre bel idiome se dégager des langues du moyen-âge ; voyez les tâtonnements de nos premiers écrivains flottants entre le latin qui se barbarise, se détruit, s'éteint, le germain qui le presse du côté du Rhin, et le celtique qui l'étreint du côté de l'Océan. Voyez les bégaiements, les incertitudes du langage, et comment de Froissard au roi Loi XI, de Rabelais à Marot, de Ronsard à Montaigne, de Malherbe à Corneille ; on arrive successivement à cette grande halte de la langue que l'illustre et immortel Molière a fixée ; cette halte brillante qui fait que la langue de Molière est encore de toutes les langues portées la plus pure et la plus magnifique. »

M. Trousseau tire de là l'occasion de faire l'éloge du travail, de prouver la nécessité d'un long apprentissage dans une profession quelconque : « Messieurs, dit-il, l'homme

éminent dans son art, n'est pas celui qui invente de toutes
pièces ; il est celui qui résume et qui résume avec habileté.
Il fait, il conçoit, il exécute, comme ne fait pas, ne conçoit pas et n'exécute pas le vulgaire : c'est là son talent;
mais ce talent a été influencé et complété par celui des
autres. — Il faut de toute nécessité que l'artiste ait beaucoup travaillé, qu'il se soit éclairé par l'étude profonde de
ceux qui l'ont devancé et par celle des modèles qu'il a sous
les yeux; il faut qu'il ait sucé les mamelles puissantes de
l'histoire de l'art qu'il exerce, sous peine de ne rester qu'un
être incomplet et en quelque sorte avorté.

« Pour être apte, Messieurs, à comprendre les grands
artistes qui nous ont précédés, il faut un laborieux apprentissage, je vous l'ai déjà dit. Il faut, pour le modeleur, avoir
longtemps pétri la cire et la terre avant d'en faire sortir
quelque chose qui soit digne de figurer dans un musée et
et même sur la cheminée d'un bourgeois. Il faut avoir longtemps brisé des burins avant de ciseler d'une manière un
peu convenable, ou le flambeau le plus grossier, ou le bijou
le plus fin. Sans un long travail, l'homme est impuissant à
produire.

« Pour le médecin, la terre qu'il pétrit, le cuivre qu'il
burine, c'est l'homme. Il apprend d'abord à étudier l'homme
sain dans les amphithéâtres d'anatomie et de physiologie.
Alors commence pour lui cette vie de labeur dont je veux
vous parler, sans laquelle il n'y a pas de médecin; et comme
il n'y a personne qui sans un dur et laborieux apprentissage puisse être quelque chose dans un état quelconque; il
faut ce dur labeur, ce lent et pénible apprentissage à
l'homme qui veut devenir médecin.

« L'étude des phénomènes naturels des maladies semble,
Messieurs, être quelque chose de bien simple; c'est pourtant là ce qui offre le plus de difficultés. Pour bien voir, il
faut une observation scrupuleuse, et pour ne pas oublier ce
qu'on a bien vu, il faut toujours être spectateur attentif de

ces grands phénomènes de la nature. Plus on observe, plus on remarque de lacunes dans l'expérience. »

Comme tout cela est bien pensé et bien dit ! comme tout cela était à sa place devant un auditoire composé en majeure partie d'hommes étrangers à la médecine ! Y avait-il rien de plus propre que ces exemples à leur faire sentir l'audacieuse fatuité, la criminelle supercherie de tant de gens qui s'ingèrent de pratiquer la médecine sans un apprentissage préalable; ainsi que l'inexcusable imprudence, la sottise de ceux qui accordent quelque confiance à ces artisans improvisés, à ces artistes sans études ?

Je ne suis pas étonné que ceux qui avaient entendu cette première conférence, aient voulu entendre la seconde; et que la foule accourue déjà, ait été plus compacte encore qu'à la précédente; nous allons voir jusqu'à quel point l'attente publique a dû être satisfaite.

Dans la leçon que nous venons de parcourir, le professeur s'est attaché à démontrer comment l'homme avait procédé à la découverte des premières notions de l'art de guérir par des tâtonnements longs et hasardeux, par des raisonnements simples, naturels, instinctifs, dégagés de toute théorie préconçue, de toute méthode artificielle. Il a fait voir que non seulement la médecine, mais encore tous les autres arts avaient commencé de cette sorte. C'était là ce qu'on a nommé la période de l'empirisme instinctif.

La science grandissait ainsi lentement, par les observations que des hommes attentifs lui apportaient d'âge en âge. Mais à une époque déjà ancienne, qui remonte à plus de deux mille ans, des philosophes prétendirent hâter sa marche par des spéculations sur la nature de l'homme et des maladies. Vous ne sauriez vous figurer toutes les rêveries qu'ils imaginèrent, si bien que la science de ce temps-là ne fut plus qu'un tissu d'erreurs aussi ridicules que funestes. C'est alors que des praticiens très distingués de l'École d'Alexandrie, la plus célèbre des Écoles médicales de l'antiquité, voulant purger l'art de guérir de cet amalgame étranger, déclarèrent que le traitement des maladies devait reposer exclusivement sur l'observation pure de l'effet des remèdes, sur l'expérience clinique. Ils tracèrent des règles très sages pour diriger l'observation, garantir l'expérience des illusions auxquelles elle est elle même sujette et prévenir les inductions fausses ou prématurées qu'on serait tenté d'en déduire.

Ils prirent eux-mêmes le nom d'empiriques, qui veut dire expérimentateurs, pour se distinguer des dogmatistes de toutes les sectes qui spéculaient, comme nous l'avons dit, sur la nature de l'homme et des maladies. Le résumé de leur doctrine constitue une seconde forme de l'empirisme, celle qu'on a nommée rationnelle, méthodique, dont un historien moderne, Bérard de Montpellier, a dit : » l'Empirisme est le système le plus profondément médité qui ait paru en médecine, et qui mérite le plus d'être étudié avec soin; celui dont la méditation promet à l'esprit philosophique les résultats les plus utiles et les plus féconds, et peut le mieux servir dans la recherche des méthodes propres à assurer les progrès futurs de la médecine (1). »

L'empirisme rationnel, systématique, voilà le sujet sur lequel on s'attendait naturellement que roulerait la seconde conférence. On espérait que le professeur s'y élèverait à de hautes considérations de pratique et de théorie; qu'il jetterait une clarté nouvelle sur certaines questions de doctrine encore controversées, et que par son talent, bien connu d'exposition, il mettrait ces questions à la portée des esprits les moins cultivés.

Remontant en arrière dans l'histoire de la médecine, il aurait pu montrer le dogmatisme changeant de base à chaque période, tantôt solidiste, tantôt humoral, tantôt naturiste, tantôt s'efforçant d'associer dans un éclectisme vague ces théories diverses, poursuivant sans relâche une chimère, la formule générale des maladies ou le principe

____

(1) *Doctrine médicale de l'École de Montpellier,* page 424. —

initial de la vie, chimère qui nous échappe sans cesse et semble s'éloigner à mesure que nous pénétrons davantage par l'observation dans les secrets de l'organisme.

Il aurait pu nous montrer d'une part, la méthode de l'observation pure ou de l'Empirisme adoptée dans toutes les sciences naturelles à une époque rapprochée de nous; et dès-lors l'esprit humain s'avançant avec une rapidité inouïe dans la voie des découvertes et des perfectionements; d'autre part, le dogmatisme, c'est-à-dire la routine mettant des entraves au progrès dans toute les carrières.

Le dogmatisme avait signifié à Fulton, par l'organe de quelques académiciens, que la navigation à vapeur était impossible, et aujourd'hui les bateaux à vapeur sillonnent les fleuves et les mers. Le dogmatisme avait déclaré, il y a cinquante ans par la plume d'un autre académicien, qu'il était absurde de vouloir employer des machines pour battre le blé; et aujourd'hui on compte ces machines par centaines et par milliers.

En médecine, c'est bien autre chose : là, le dogmatisme jouit d'une force retardataire beaucoup plus grande que dans d'autres arts, parce que la méthode empirique ou expérimentale y présente plus de difficultés que partout ailleurs. Sans remonter bien loin, on sait qu'au XVIIe siècle la fièvre était considérée dogmatiquement comme un effort de la nature médicatrice, tendant à débarrasser l'économie animale d'un principe morbide ; d'où découlait le précepte de favoriser, ou du moins, de ne pas troubler cette tendance ; heureusement, il s'est trouvé des personnes ignorantes ou insoucieuses d'une telle théorie qui ont donné le quinquina et ont guéri les fièvres intermittentes, lesquelles emportaient jadis un quart de la population dans certaines contrées. Vers la fin du XVIIIe siècle, l'éruption variolique était regardée par les dogmatistes comme le produit d'un venin que l'homme apportait en naissant, et dont il fallait seconder, hâter la sortie. En 1775, le Dr Jenner, chargé d'inoculer la variole dans le comté de Glocester, fut surpris de rencontrer un cer-

tain nombre d'individus chez lesquels l'insertion du virus variolique ne produisait aucun effet. Il apprit bientôt que, sui-
vant une tradition ancienne dans le pays, tous ceux qui,
en trayant les vaches, avaient eu le cowpox, espèce de pus-
tules aux mains, étaient exempts de la petite vérole. Médi-
tant sur un tel phénomène, il essaya d'inoculer artificielle-
ment le cowpox, et acquit la certitude, par des expériences
réitérées, que cette petite opération garantissait de la variole,
sans que la santé des sujets qui s'y étaient soumis en fût
aucunement affectée. Aujourd'hui, la vaccine est pratiquée
dans tout le monde civilisé, malgré les clameurs de toute
sorte poussées par le dogmatisme. — Dans le même siècle,
on croyait encore que le mercure ne guérissait la syphilis
qu'en expulsant le virus par les sueurs et la salivation. En
conséquence, on poussait l'administration du métal jusqu'à
ce qu'on eût obtenu une sudation et une salivation si abon-
dantes qu'elles épuisaient les malades, et n'étaient guère
moins redoutées que la maladie elle-même. Cependant, quelques médecins osaient déjà donner, contrairement à la théorie, les sels de mercure à très petite dose ; ils ne provoquaient
aucun phénomène sensible, et guérissaient plus sûrement.
Avant que cette méthode fût devenue classique, des charlatans
s'en étaient emparés, ils introduisaient dans leurs préparations antisyphilitiques, sirops, pilules, tisanes, etc., des
doses excessivement atténuées de composés mercuriels, et
ils publiaient qu'ils guérissaient sans mercure, exploitant
ainsi, par un mensonge, la répugnance commune contre
cette médication.

Voilà, ce me semble, des considérations qu'un professeur
qui avait arboré, dès le début, l'étendard de l'empirisme, ne
devait point passer sous silence. Il devait, tâche facile, ven-
ger cette doctrine des fausses accusations dont elle est l'objet
de la part des dogmatistes ; prouver que, non seulement
elle est à la hauteur de toutes les acquisitions scientifiques
modernes ; mais encore que c'est à l'adoption de sa méthode
que nous devons la plupart de ces acquisitions. Les exemples

ne lui auraient pas manqué dans toutes les branches de la médecine, non plus que dans la physique, la chimie, etc. Il aurait pu montrer le dogmatisme obligé de renouveler à chaque instant ses théories pour les mettre au niveau des progrès de la science; l'empirisme, au contraire, s'appropriant tous ces progrès, sans rien innover dans ses principes; comme la boule de neige qui grossit par sa superficie, à mesure qu'elle descend de la montagne, sans que son noyau primitif éprouve aucun changement.

On accuse les empiriques de rejeter le raisonnement, les idées préconçues ou les *à priori*, les théories physio-pathologiques. Il fallait prouver que, loin de proscrire ces opérations de l'esprit, les empiriques les admettent et en font usage journellement, mais dans de justes limites que les dogmatistes ont le tort de méconnaître.

Ainsi les empiriques ne contestent pas qu'il n'y ait ou qu'il ne puisse y avoir, dans l'économie animale, une force directrice, qui fait concourir vers un but unique toutes les fonctions de l'organisme; mais ils nient qu'on puisse induire de ce dogme que le médecin doit se borner à contempler platoniquement les combinaisons de cette force directrice, sans jamais intervenir activement, de peur de troubler les opérations secrètes de l'âme ou du principe vital. Ils disent aux naturistes ou vitalistes : l'observation pure, l'observation empirique des causes, de la marche, des tendances et de la terminaison des maladies est le seul moyen de discerner avec quelque probabilité les affections dans lesquelles le médecin doit s'abstenir, de celles dans lesquelles il convient qu'il intervienne. Et remarquez, en outre, que plus la science et l'art font de progrès, plus le nombre des maladies où il convient d'agir doit augmenter.

On peut dire aux dogmatistes de toutes les sectes, de toutes les couleurs, naturistes, organiciens, iatro-chimistes, etc., vous prétendez que le traitement d'une maladie découle de la nature de cette maladie, de la conception, de l'idée qu'on se fait de cette nature : vous êtes tous dans l'erreur ; vous êtes les jouets d'une illusion, d'un mirage.

D'abord on leur ferait observer que chacun d'eux, ou du moins chaque secte ayant une idée différente de la nature des maladies, si une d'entr'elles est dans le vrai, toutes les autres sont nécessairement dans le faux. Mais ce ne serait-là qu'un argument négatif ; il y en a un plus direct à leur opposer.

Est-ce qu'un botaniste s'aviserait de vouloir déduire les propriétés chimiques d'une plante sur l'inspection des caractères extérieurs de cette plante ? Est-ce que par la simple considération des caractères botaniques du chêne et de la betterave, on aurait pu soupçonner que le premier contient du tannin, et la seconde du sucre ? Quel naturaliste, en examinant les qualités extérieures de la digitale, aurait deviné que cette jolie fleur renferme un suc qui est un poison très actif, mais qui, employé à des doses minimes, calme les palpitations du cœur, ralentit les pulsations artérielles ?

Eh bien ! Pourquoi voulez-vous qu'un médecin découvre, par la seule inspection des symptômes d'une maladie, le remède qui doit la guérir, avant qu'aucune expérience ait été faite avec ce remède ? Est-ce que vous prétendez mieux connaître la nature des maladies que le botaniste ne connaît la nature des végétaux qu'il a vus, étudiés et classés depuis leur éclosion jusqu'à leur extrême développement ?

Si on était dans l'usage d'étudier les maladies sans dire un mot du traitement, un élève pourrait devenir très habile à les reconnaître sans avoir la moindre idée de la manière de les traiter. Maintenant supposons un tel élève en présence de trois affections très faciles à distinguer, d'une brûlure légère, par exemple, d'un furoncle, et d'une conjonctivite purulente. Voilà trois maladies de même nature, trois inflammations bien caractérisées. Si on dit au jeune homme que la première a été guérie par des applications d'eau fraîche, qui ont calmé la douleur cuisante instantanément, et qui ayant été continuées un certain temps ont prévenu le développement de phénomènes consécutifs, ce jeune homme ne sera-t-il pas tenté d'appliquer la même médication au furoncle? — Il y sera autorisé certainement par l'analogie, par l'induction; mais bientôt l'expérience lui apprendra que des cataplasmes tièdes, émollients réussissent mieux dans ce dernier cas; et il se dira : l'inflammation de cause interne cède mieux aux émollients qu'à l'eau froide.

Mettons-le actuellement en présence d'une conjonctivite purulente, c'est-à-dire d'une phlegmasie par cause interne, il la traitera rationnellement par les mêmes moyens que en furoncle. Eh bien ! la maladie empirera ou se prolongera indéfiniment, et le malade sera menacé de perdre la vue, si une longue et hardie expérience n'ont enseigné à son médecin, contrairement à la théorie, que cette affection cède plutôt à des applications astringentes ou même caustiques, c'est-à-dire à des moyens qui produisent eux-mêmes l'inflammation.

La thérapeutique n'est pas la seule branche de la médecine qui doive ses accroissements à l'empirisme; il est aisé de prouver que toutes les autres branches, la physiologie, la pathologie, lui sont redevables de leurs progrès. N'est-ce point par l'observation pure ou empirique que Laënnec a découvert la belle méthode de l'auscultation ? que M. Bouillaud a signalé la coïncidence des affections du cœur avec le rhumatisme articulaire ? que M. Flourens a découvert le rôle du périoste dans la génération des os, M. Claude Bernard celui du foie dans le diabète sucré, etc., etc. ?

Il nous serait également facile de prouver par une foule d'exemples que la chimie et la physique elles-mêmes doivent tous leurs progrès récents à la méthode expérimentale, inaugurée dans ces sciences depuis quelques siècles seulement. Nous nous contenterons d'un seul fait : Est-ce en vertu de quelque théorie dogmatique que les alchimistes, en cherchant la transmutation des métaux, la pierre philosophale, ont inventé une science, la plus profonde de toutes

S'il en est ainsi, dira-t-on, le dogmatisme avec ses théories préconçues, est donc nuisible, dangereux ou du moins inutile, — non, certainement; il ne devient nuisible, dangereux que lorsqu'on lui accorde une excessive prépondérance; lorsqu'il met son veto sur les essais de l'empirisme, sur les explorations, les tentatives nouvelles; lorsqu'il repousse systématiquement les inventions du génie qui contrarient ses conceptions.

Voici quelle est la valeur des théories et le degré de confiance qu'il convient de leur accorder : « Une théorie est censée bonne, lorsqu'elle embrasse et explique suffisamment l'ensemble des faits actuels, dont la circonférence, il ne faut pas l'oublier, va toujours grandissant, tandis qu'elle reste, elle, stationnaire. Elle n'est plus bonne, dès qu'elle n'embrasse plus la somme des faits; elle doit, alors, de quelque grand génie qu'elle émane, se résigner à en voir surgir une autre qui prend irrésistiblement sa place, en attendant que celle-ci soit dépossédée elle-même à son tour par une théorie nouvelle, relativement plus puissante; et ainsi de suite : vaste et inépuisable déroulement ascensionnel des profondeurs de la nature et des capacités de l'entendement humain (1). » Ainsi la théorie de l'horreur du vide a disparu devant celle de la pesanteur sublunaire, et celle-ci devant la théorie de l'attraction, ainsi la théorie du rayonnement, de la lumière a dû céder le pas à celle de l'ondulation.

Les théories sont utiles, et même nécessaires pour classer, systématiser les faits acquis par l'observation; elles relient nos connaissances, qui, sans ce lien, ne formeraient qu'un chaos inextricable. En cela, elles ont leur raison d'être, leur place dans la science; le dogmatisme est l'architecte de l'édifice scientifique, qu'il élève avec les matériaux fournis par les empiriques, par les explorateurs. Mais un architecte, quand il a dressé son projet d'édifice, choisit, façonne, dispose des matériaux comme bon lui semble; tandis que le dogmatiste est obligé, lui, d'accepter les faits, c'est-à-dire

____

(1) M. Dumas, à la séance de l'Académie des sciences du 14 mai 1838.

ses matériaux tels qu'ils se présentent, tels qu'ils sont don-
nés par l'observation : c'est pourquoi, à chaque découverte,
à chaque exploration ou invention nouvelle, il se voit con-
traint de remanier le plan de son édifice. Il sera donc toujours, de sa nature, rétardataire, hostile aux nouveautés,
sinon rétrograde, et il ne se rendra qu'à l'évidence des faits.
Avec quelle obstination n'a-t-il pas combattu le mouvement
de la terre, la circulation du sang. etc., etc.? Il y a cinquante ans, il aurait envoyé à Charenton ou à Bedlam celui
qui eût osé prédire qu'avant un demi-siècle on correspon-
drait de Londres à Paris en quelques minutes, sans sortir de
sa chambre.

Il existe des sciences, telles que les mathématiques, la
métaphysique, quelques maximes de morale, dans lesquelles la théorie s'impose à l'expérimentation ; là, le dogmatisme peut dire à l'empirisme : Tu n'iras pas plus loin.
Ainsi, le premier qui a découvert que les trois angles d'un
triangle rectiligne équivalaient à deux angles droits, celui-
là a pu défier les générations futures d'aller plus loin sous ce
rapport. Lorsque Pythagore eut trouvé que le carré con-
struit sur l'hypothénuse égalait la somme des carrés con-
struits sur les deux autres côtés, il a pu s'écrier, comme
plus tard Archimède, : εὑρηκα! je l'ai trouvé ; et jamais expérience quelconque ne me démentira!

Il n'en est pas de même dans les sciences dites naturelles; dans celles-ci, la théorie est esclave de l'observation,
de l'expérience ; elle doit les suivre comme l'ombre suit le
corps ; et si quelquefois elle les précède, ce n'est qu'à titre
de conjecture. comme objet de vérification expérimentale.

Cela peut paraître fâcheux aux théoriciens qui prétendent
élever la médecine au rang des sciences exactes ; mais, qu'y
faire? Il faut qu'ils se résignent, à moins qu'ils ne préfèrent
fermer les yeux à la lumière : ce qui n'empêchera pas les
autres d'y voir clair. *Qui habet aures audiendi, audiat.*

Voilà, si je ne me trompe, quelques-unes des considérations par lesquelles M. Trousseau pouvait réhabiliter l'em-

pirisme dans l'opinion publique ; non l'empirisme grossier, instinctif des siècles antiques et des ignorants de tous les âges, mais l'empirisme rationnel, philosophique, que nous nommons, par abréviation, empiri-méthodisme, ou empiri-dogmatisme ; le seul qu'un professeur de faculté, un académicien puisse avouer aujourd'hui.

Mais, hélas ! de toutes ces choses, M. Trousseau ne dit pas un mot dans sa deuxième conférence, soit qu'il n'y ait pas songé, soit qu'il ait jugé son auditoire incapable de les comprendre. Au lieu d'initier ses auditeurs et ses lecteurs au véritable esprit de la doctrine empirique, doctrine méconnue généralement, incomprise, calomniée, dont il s'était porté le défenseur, l'apôtre, il la décrie ; il met sur son compte une foule de vices et de défauts dont elle n'est pas plus responsable que le dogmatisme.

Il avait dit dans sa première conférence : « Les théoriciens, qui ne trouvaient de leur goût ni l'empirisme, ni les empiriques, ni leurs procédés, ont essayé de déverser sur eux en même temps du blâme et du ridicule, et alors, détournant le mot de son véritable sens, ils ont appliqué le nom d'empirisme à la médecine de hasard, de secrets, de formules, à la médecine des matrones, des bonnes femmes et des charlatans. » Maintenant dans la seconde, c'est lui-même qui fait le mot empirique synonyme de superstitieux, d'ignorant, de jongleur, de charlatan, l'antithèse, en un mot, du médecin instruit et honnête, du *vir probus medendi peritus.* C'est une vraie palinodie

M. Trousseau oublie que les préjugés, les superstitions, l'ignorance, les supercheries, le charlatanisme, n'appartiennent pas plus à la doctrine empirique qu'à aucune des autres doctrines. Ce sont-là des imperfections, des vices de la nature humaine que toutes les sectes réprouvent, et qu'il est injuste d'attribuer particulièrement à l'une d'elles.

Ceux de mes lecteurs qui n'ont pas connaissance de cette singulière conférence pourraient s'imaginer que j'en fausse l'esprit, que j'en dénature la tendance à mon insu ou sciemment. Quelques citations textuelles suffiront, je présume, pour les convaincre du contraire.

On lit, page 26 : « Dans les premiers siècles de Rome, les Romains allaient acheter leurs médecins, esclaves en Grèce. Ils achetaient un médecin, comme ils achetaient un menuisier, un cuisinier, un pédagogue. C'est vous dire que l'art médical était médiocrement élevé à cette époque; et qu'il ne pouvait alors être cultivé par des hommes bien distingués par leur intelligence, par leur éducation. Aussi dans l'ancienne Grèce, à l'exception de quelques grandes figures que l'on y rencontre, la médecine ordinaire était-elle pratiquée par des *empiriques* plutôt qu'elle ne l'était par des médecins véritables. »

Remarquez ici le mot *empirique* opposé par antithèse au mot *médecin*. Cette application est d'autant moins justifiable à cette place qu'elle se rapporte à une époque où des praticiens très recommandables prirent eux-mêmes, comme je l'ai déjà dit, le nom d'empiriques, pour se distinguer d'autres médecins dont toute la doctrine consistait en des divagations oiseuses sur l'essence des maladies et la vertu intime des remèdes.

L'orateur continue ainsi : « Dans les grands siècles de Rome, je parle de ceux qui ont précédé l'Empire, la médecine était essentiellement *empirique et compliquée de magie et de sorcellerie*. Caton l'ancien, qui fut consul, qui fut censeur, qui eut les honneurs du triomphe, Caton faisait de la médecine, lui personnellement, avec un livre de recettes et de recettes étranges; il nous en a transmis quelques-unes: quand il donnait certain breuvage à ses vaches, car il était agriculteur, il les faisait mettre sur les pieds de derrière; c'était une chose nécessaire pour que le breuvage agît utilement.

« Quand l'ère chrétienne arriva, les démons des Chaldéens, les démons de l'école platonicienne et ceux de l'école néo-platonicienne remplacèrent toutes les divinités subalternes du paganisme; et la magie, la sorcellerie, bien que condamnées, bien que poursuivies par la nouvelle église, furent pratiquées et peut-être plus en grand qu'auparavant... Les sorciers, les *empiriques* qui se servaient de sorcellerie, de magie, avaient beau être condamnés, ils repullulaient toujours, et ils repullulaient, chose étrange, parce que la plupart d'entr'eux croyaient en eux-mêmes. Souvent ils étaient dupes de leurs propres artifices, comme certains *empiriques* et certains médecins de nos jours sont dupes ou de leurs doctrines ou de leurs actes. » (Page 27).

Nous venons de voir l'empirisme complice de la sorcellerie, de la magie, de toutes les superstitions païennes et chrétiennes, l'auteur nous le représente un peu plus loin se revêtant du manteau des dogmatistes pour faire des dupes.

« La plupart des théories que les *empiriques* cherchent à exploiter sont des théories toutes médicales. La théorie de la bile a régné en son temps. Un homme fait un livre, et il dit que les malades ont de la bile, — ce n'est pas difficile à croire; ils ne vivraient pas sans cela. — Il les purge, la présence de la bile se révèle; c'est affaire toute simple. — il recommence, et toujours de la bile; — Ils en auront jusqu'à ce qu'ils meurent, et ils en auront d'autant plus qu'on irritera davantage le canal intestinal. — Cela a fait la vogue de la drogue Leroy, qui est une formule du Codex appelée teinture de Jalap. Leroy a fait une grande fortune avec le remède qui porte son nom ; je n'ai rien à dire à cela, c'est son affaire : Il est parti de la théorie de la bile. »

Les abus de l'annonce des remèdes secrets, des recettes de bonnes femmes, le penchant incroyable de certaines gens pour le merveilleux qui leur fait accepter aveuglément les choses les plus impossibles, telles que l'homœpathie, le mesmérisme, le somnambulisme, le spiritisme, etc.; tout cela est passé en revue d'une manière fort plaisante, ma foi ; mais qui n'a aucun rapport avec quelque chose qu'on puisse appeler une doctrine médicale.

« De nos jours encore, est-il dit, (p. 57), vous avez vu

un Américain qui évoque les esprits, fait parler Socrate, Voltaire, Rousseau, Jésus-Chrit, qui l'on veut ! Il les fait parler, en quels lieux ? Dans les bouges de quelques ivrognes ? — Non; il les fait parler dans les palais, au sénat, dans les salons les plus aristocratiques de Paris. Et il y a d'honnêtes gens qui disent : mais je l'ai vu, j'ai reçu un soufflet d'une main invisible; la table est montée au plafond ! Ils vous le disent et le répètent, et les Esprits frappeurs sont restés pendant sept ou huit mois en possession d'étonner les hommes, d'épouvanter les femmes, de leur donner des attaques de nerfs. Cette stupidité n'a pas de nom; cette stupidité que l'homme le plus grossier aurait honte d'accepter, a été admise non seulement par des gens éclairés, mais plus encore peut-être par les classes élevées de la société de Paris. »

« Dans nos campagnes, ce sont les bergers qui sont en possession de faire le métier de médecin. Les bergers passent cinq ou six mois de leur vie en plein champ, avec leurs moutons, sont considérés comme des contemplateurs des astres; ils sont presque des magiciens; il y a toujours sur leur houlette quelques signes cabalistiques. En général, le berger est très vénéré, très redouté dans les campagnes ; c'est un *médecin empirique*, il jette des sorts, il donne des formules (*ibid.*, p. 45).

Non content des préjugés ridicules dont fourmille notre société européenne à l'endroit de la médecine, M. Trousseau en va chercher des exemples jusqu'en Tartarie, dans le Thibet, au Japon, je ne sais où encore. « Dans les lettres de Jacquemont, dit-il, on lit qu'à Cachemire on conserve religieusement trois poils de la barbe de Mahomet. Ces trois poils sont très puissants dans une multitude de maladies. Il va là jusqu'à cent mille pélerins par an, dont un grand nombre reviennent guéris. Entre le globule homœopatique, la pilule du Lama et le pélerinage aux trois poils de la barbe de Mahomet, il n'y a véritablement pas une grande différence. » (P. 55).

Tout cela, je le répète, est facétieux, amusant: tout cela devait apprêter à rire aux auditeurs. Mais on y chercherait en vain une discussion sérieuse des doctrines médicales de nos jours. L'empirisme et les empiriques ne se trouvent ici mêlés de temps en temps qu'à la faveur d'un équivoque, c'est-à-dire en vertu de la mauvaise acception qu'on attribue à ces mots dans la langue vulgaire; acception contre laquelle l'orateur avait protesté lui-même, dès le commencement de sa première leçon, comme nous l'avons fait observer.

Ne serait-ce pas ici le cas de nous écrier avec le satirique Boileau : Équivoque maudite o.. maudit, que de maux n'as-tu pas causés au genre humain depuis Adam ? que de dissentions, de querelles, d'hérésies, de guerres, de persécutions n'as-tu pas fait naître ? Et, pour descendre des grandes aux petites choses, dans quelles étranges digressions n'as-tu pas entraîné en cette occurrence un habile orateur ?

Conclusion. — La seconde conférence de M. le Dr Trousseau est une leçon à refaire. Heureusement personne n'est mieux en état de la bien refaire et de la propager que le célèbre professeur de clinique de l'Hôtel-Dieu. Nous espérons qu'il n'y manquera pas; qu'il saura réduire à néant les arguties de ces théoriciens obstinés, jouets d'une hallucination mentale, qui s'imaginent que c'est *n'avoir ni raisonnement, ni raison* que de vouloir imposer *à la raison et au raisonnement* certaines règles, certaines limites, indiquées anciennement par des hommes supérieurs, et retracées depuis peu avec plus d'autorité encore, par un génie que toute l'Allemagne, tout le monde savant révère, l'illustre auteur de *la Critique de la raison pure.*

Post-scriptum à l'adresse des physiologistes-métaphysiciens.

Nous ne connaissons le *tout* de *rien*; à plus forte raison, nous ne connaîtrons jamais, en son entier, un être vivant quelconque; c'est à dire que nous n'aurons jamais une conception complète de la vie, ou, comme dit M. Buchez, une formule générale exacte des corps organisés.

Or, la maladie étant une modification de l'économie vivante, que nous connaissons incomplètement, il s'ensuit que nous ne pouvons avoir qu'une idée imparfaite de la maladie en général.

Si nous n'avons qu'une conception imparfaite de la maladie, comment pouvons-nous déduire de cette conception une règle universelle de traitement? — Cela est évidemment impossible.

Néanmoins, les dogmatistes de tous les siècles ont prétendu formuler une méthode générale de traitement d'après l'idée qu'ils se formaient de la maladie.

La vie, disait Stahl, ne se soutient et ne se manifeste que par le mouvement. Or, le mouvement, étant une chose immatérielle, ne peut être engendré que par une cause de même nature, c'est à dire, par l'âme. Donc la maladie consiste essentiellement, primitivement, dans un trouble, un désordre de l'âme; et la thérapeutique ne doit avoir d'autre but que de faire cesser ce trouble, ce désordre. — Illusion ! Illusion !

Barthez pensait que toutes les observations que l'on peut faire sur l'économie vivante tendent à prouver que cette économie est sous la domination d'une force ou d'un principe, dont il n'ose pas déterminer la nature, mais qui agit instinctivement et sans conscience selon un plan, un modèle parfaitement raisonné. Il conclut de là que toute maladie se réduit, en définitive, à détourner cette force ou ce principe de sa direction naturelle; et que l'unique objet de la médecine consiste à l'y ramener. — Illusion ! Illusion !

Brown, imbu de la philosophie de Locke, se déchaîne contre la recherche des causes premières qui ne tombent pas sous les sens; il veut qu'on s'arrête au dernier des phénomènes sensibles que l'observation constate, lequel est toujours censé le premier dans l'ordre généalogique. Or, selon lui, le premier et le dernier des phénomènes que l'on constate chez l'être vivant, c'est l'*excitabilité*. La vie, dit-il, n'existe et ne se soutient que par l'excitation; donc toute maladie aboutit en dernière analyse à une modification anormale de l'excitabilité; donc aussi tous les efforts de la médecine doivent tendre à rétablir cette faculté dans son mode normal. — Illusion ! Illusion !

Broussais qui procède de la même école philosophique que Brown, de l'école de Locke, de Condillac, de Cabanis, Broussais adopte la même base que le médecin écossais. Pour lui, la vie consiste également dans l'*excitabilité*, qu'il nomme plus volontiers *irritabilité*. Mais il se sépare immédiatement de son prédécesseur, en ce que celui-ci considérait cette propriété comme uniformément répandue dans tout l'organisme, tandis que le physiologiste français affirme qu'elle est très inégalement répartie dans chaque organe, sans en excepter les liquides eux-mêmes. Selon cette doctrine, toute maladie résulte d'une altération de l'irritabilité de quelque tissu ou de quelque organe; et la thérapeutique ne doit se proposer d'autre but que de ramener cet organe, ce tissu à son degré ou son mode normal d'irritabilité. — Illusion ! Illusion !

Après le naufrage éclatant de ces hommes de génie et d'une foule d'autres qui, soit avant, soit après eux, se sont crus en possession d'une bonne formule générale de la vie et d'une conception exacte de la maladie, quel est le dogmatiste, qui, marchant sur leurs traces, oserait se flatter encore de n'être pas la dupe d'une hallucination mentale ?

Pour faire toucher au doigt la déception des dogmatistes qui prétendent que le traitement d'une maladie découle de la connaissance qu'on a de cette maladie, comme un simple *corollaire*, comme, dans un syllogisme, la conséquence découle forcément des prémisses, il suffira de citer un ou deux exemples de médecine pratique.

Nulle affection morbide n'est mieux connue, je présume, que la gale ou psore. Eh bien ! je le demande aux penseurs de bonne foi, quelle liaison rationnelle y a-t-il entre cette affection et le traitement très efficace qu'on lui oppose ? Un zooderme produit une vésicule accompagnée de démangeaison : par quelle intuition mentale, antérieure à toute expérience, a-t-on pu juger que certaine préparation sulfureuse tuerait l'animalcule et calmerait les démangeaisons ? Qui nous assure encore qu'un heureux hasard ou une observation plus attentive ne fera pas découvrir un jour un meilleur topique ?

La teigne faveuse est aussi bien connue, aussi bien déterminée que la psore ; cependant nous la guérissons beaucoup plus difficilement, quand nous avons le bonheur de la guérir. Or, si le raisonnement seul ou la pure intuition de l'esprit devait nous faire trouver le meilleur remède à lui opposer, il y a longtemps que nous serions en possession de ce bienfaisant topique. Car, ainsi que nous venons de le dire, les deux prémisses d'un syllogisme étant posées, la conséquence s'ensuit naturellement, sans effort.

Dans le cas actuel, voici comment devrait raisonner un dogmatiste : le traitement d'une maladie découle de la connaissance que nous avons de la nature de cette maladie ; or, la nature du favus nous est aussi parfaitement connue que celle d'une autre affection quelconque ; donc nous devons guérir le favus aussi promptement, aussi radicalement que telle autre affection que ce soit, et mieux qu'une multitude d'autres affections dont la nature est moins connue ; mieux, par exemple, que les fièvres intermittentes, mieux que la syphilis. C'est pourtant le contraire qui a lieu ; d'où il faut conclure que le dogme ci-dessus est faux.

Eh quoi ! vont s'écrier triomphalement certains dogmatistes, vous prétendez donc traiter une maladie sans la connaître, en aveugle ! — pitoyable équivoque, jeu de mots puéril, fondé sur les acceptions diverses du mot *connaître !*

Dira-t-on qu'un chasseur ne connaît pas un lièvre, une caille, une perdrix, parce qu'il ignore les caractères zoologiques de ces espèces animales, quoiqu'il sache fort bien discerner ces gibiers même de loin ? Dira-t-on qu'un agriculteur ne connaît pas le froment, le seigle, l'avoine, etc.; parce qu'il ne saurait décrire ces graminées comme un botaniste, quoiqu'il sache mieux les cultiver que ce dernier ?

Par la même raison, il ne serait pas juste de dire que nos prédécesseurs guérissaient la gale sans la connaître, parce qu'ils ne se doutaient pas de l'existence de l'acarus, ni de son sillon. On ne saurait nous accuser non plus de traiter la fièvre intermittente sans la connaitre; parce que nous sommes en désaccord sur son siége organique, sur le mode d'action de sa cause efficiente, etc.

Enfin, c'est nous reprocher à tort d'annihiler la physiologie et la pathologie; parce que nous n'accordons pas à ces deux sciences une valeur exagérée. Nous croyons, au contraire, les apprécier avec plus d'exactitude que ceux qui leur prêtent une influence outre mesure.

Faut-il enfin que je réfute une dernière objection que me faisait ces jours-ci un dogmatiste à bout d'arguments ? « L'empirisme, me disait-il, donne tout ou presque tout au hasard; il ne laisse rien à faire ou presque rien à l'intelligence de l'homme. Je ne m'accommoderai jamais d'un système qui rabaisse ainsi la dignité du médecin. »

Il est vrai que M. Trousseau, dans son plaidoyer en faveur de l'empirisme, attribue ou semble attribuer trop souvent au hasard certaines découvertes thérapeutiques. Mais avec un peu de réflexion, il est facile de restituer à l'intelligence la part qui lui revient dans tous les exemples qu'il cite. Pour nous en convaincre, il suffira de rappeler un seul de ces exemples :

« De jeunes filles pâles, a-t-il dit, ont bu de l'eau d'une fontaine coulant au milieu de sables métalliques qui contenaient des parcelles de fer; et elles ont été guéries, rappelées à la couleur de la jeunesse. Le hasard a montré les propriétés du fer dans cette maladie des jeunes filles, *les pâles couleurs,* le hasard et rien de plus. »

Qui ne voit que c'est là une manière de parler elliptique ? que l'orateur y supprime une foule de détails qu'il a jugés sans doute présents à la pensée de l'auditeur. Voici donc comment il faudrait compléter sa narration :

De jeunes filles pâles ont bu de l'eau d'une fontaine

coulant au milieu de sables métalliques qui contenaient des parcelles de fer ; elles n'avaient pas d'autre dessein que de se désaltérer. Or, après avoir fait usage de cette eau pendant un laps de temps, *elles ont été guéries, rappelées à la couleur de la jeunesse — Du hasard, rien que du hasard.* Cela est vrai, incontestable ; mais il n'y a pas, non plus, dans tout cela l'ombre même d'une découverte. Cet événement a pu se renouveler un million de fois, sans le moindre profit pour la science médicale ; jusqu'à ce qu'un observateur attentif et subtil ait remarqué la succession de ces deux phénomènes, *l'usage prolongé de l'eau ferrugineuse, la guérison des pâles couleurs.* Alors, mais alors seulement, il en a tiré cette conjecture, que le fer guérit probablement la chlorose des jeunes filles. Et cette conjecture, s'étant vérifiée un nombre suffisant de fois, est devenue un théorème empirique, c'est à dire une règle de thérapeutique.

Quel est donc, je vous le demande, le rôle du hasard dans cette découverte ? — Il a fourni à l'intelligence l'occasion d'observer certains phénomènes et rien de plus ; il a été le pourvoyeur aveugle de l'esprit humain, qui, dans beaucoup de cas, n'attend pas ce concours fortuit, va lui même à la recherche des occasions et les fait naître au besoin. Il n'y a donc pas lieu de craindre que jamais le hasard destitue l'intelligence de sa haute prérogative dans tous les progrès de l'humanité.

L'empirisme n'est, ainsi que le dogmatisme, qu'une méthode, un instrument, un *organum.* Or, un instrument ne donne aucun son par lui-même ; et, pour qu'il en rende d'harmonieux, il faut qu'il soit confié à un artiste habile. De même, une méthode ne conduit à des découvertes que l'homme de génie, l'explorateur intelligent et assidu. Mais un artiste, quelque habile qu'il soit, ne saurait tirer des accords parfaits d'un instrument faux ; ni un homme, quelque génie qu'on lui suppose, arriver à la vérité par une fausse route, par une méthode vicieuse.

Paris. Imp. Moquet r. des Fossés-St-Jacques, 11.